市民健康普及教育丛书

2022年度国家卫生健康委科学研究基金-浙江省卫生健康重大科技计划项目资助
（编号：WKY-ZJ-2216）——基于结构方程模型解析儿童青少年肥胖的干预效果以及优化干预策略

宁波市公益性科技计划项目资助
（编号：2022S182）——基于健康生活方式研究的儿童青少年健康科普及课程开发

糖尿病科普100问

主 编 励 丽

副主编 李佳霖 徐 淼

U0221654

ZHEJIANG UNIVERSITY PRESS
浙江大学出版社

·杭州·

图书在版编目（CIP）数据

糖尿病科普100问 / 励丽主编. — 杭州 ： 浙江大学
出版社，2023.6（2025.1重印）
ISBN 978-7-308-23406-1

Ⅰ．①糖… Ⅱ．①励… Ⅲ．①糖尿病—防治—问题解
答 Ⅳ．①R587.1-44

中国版本图书馆CIP数据核字(2022)第245670号

糖尿病科普100问

TANGNIAOBING KEPU 100 WEN

励 丽 主编

李佳霖 徐 淼 副主编

策划编辑	柯华杰
责任编辑	王 波
责任校对	吴昌雷
封面设计	林智广告
插 画	郭金鑫
稿件统筹	赵 钰
出版发行	浙江大学出版社
	（杭州市天目山路148号 邮政编码 310007）
	（网址：http：//www.zjupress.com）
排 版	杭州林智广告有限公司
印 刷	杭州捷派印务有限公司
开 本	889mm×1194mm 1/32
印 张	2.5
字 数	37千
版 印 次	2023年6月第1版 2025年1月第3次印刷
书 号	ISBN 978-7-308-23406-1
定 价	25.00元

总　序

　　疾病，自古以来就是人类无法绕过的话题，它与人类相伴相随，一直影响着人类社会和人类文明。随着科技的飞速进步及社会的不断发展，人类在与疾病的斗争中不断取得胜利，人类对于自身的健康有了越来越多的主动权。特别是近年来，随着国民健康意识的不断提升，越来越多的人关注健康问题，追求"主动健康"。国家也在以前所未有的力度推进"健康中国"建设，倡导健康促进理念，深入实施"将健康融入所有政策"。2019 年 7 月，国务院启动"健康中国行动（2019—2030 年）"，部署了 15 个专项行动，其中第 1 项就是"健康知识普及行动"，这也凸显了国家对健康知识普及工作的重视。

　　健康科普是医务工作者的责任，也是医务工作者的义务。人们常说，"医者，有时是治愈，常常是帮助，总是去安慰"。作为医生，我们在临床工作中，发现许多患者朋友有共同的问题或困惑，如果我们能够提前做好科普，答疑解惑，后续的治疗就能事半功倍。通过科普书籍传递健康知识，打破大众的医学认知壁

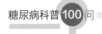

垒，能为未病者带去安慰，增强健康知识储备；为已病者提供帮助，使其做一个知情的患者；给久病者以良方，助其与医生共同对付难缠的疾病。这就是编写本丛书的初衷，也是编写本丛书的目的。

都说医生难，其实大部分没有医学知识的普通民众更难。面对庞杂的医疗信息，面对各地不均衡的医疗水平，面对复杂的疾病，一方面要做自己健康的第一责任人，另一方面还要时刻关注家人的身心健康。我作为医生同时又是医院管理者，也一直在思考能为广大民众做点什么，以期既能够治愈来医院就诊的患者，又能为出于这样或那样的原因不能来医院面诊的患者解决问题。

这套科普丛书，就可以解决这个问题。它以医学知识普及为目的，从医生的专业角度，为患者梳理了常见疾病预防治疗的建议。丛书共15册，涵盖了情绪管理、居家护理、肥胖、睡眠、糖尿病、肾脏病、糖尿病肾脏病、口腔健康、呼吸系统疾病、骨质疏松、脑卒中、心脏病、高血压、女性卵巢保护、前列腺疾病15个主题。每册包含100个常见问题（个别分册包含100多个常见问题），全书以一问一答的形式，分享与疾病相关的健康知识。丛书的编者都拥有丰富的临床经验，是各科室和学科专业的骨干。丛书分享的知识点都是来源于一线医务工作者在疾病管理中的实践经验，针对性强。通过阅读，你可以快速而有针对性地找到自己关心的问题，并获得解决问题的办法，从而解除健康困扰。你也可以从别人的问题中受到些许启发，从而在守卫健康的过程中少走一些弯路，多做一些科学的、合理的选择，养成良好的健康生活方式。因此，特撰文以推荐，希望我们这个庞大的医生朋友团队用科普的力量，在促进健康的道路上与你一路同行。

未病早预防，有病遇良方，愿大家都能永葆健康！

2023 年 3 月

前 言

　　糖尿病是一种长期慢性疾病，也是一种文明病。现代社会，生活物质条件非常充裕，生活节奏越来越快，人们的生活压力也越来越大，一系列社会环境等因素促成糖尿病患者越来越多，尤其是糖尿病前期的患者，犹如冰山一角，潜伏不定，危害巨大。由于糖尿病的病程缓慢渐进，罹病之初没有明显的征兆，以致很多人并不知道自己患病而未及时就医。随着医学进步，针对糖尿病的治疗已有很好的疗效，除了药物治疗、良好的饮食控制及规律的运动外，对糖尿病疾病的认识、日常自我管理能力等，对糖尿病患者及其家属而言，都具有非常重要的意义。尤其是处于糖尿病前期的患者，改善生活方式是一种重要的治疗手段，笔者所在的团队已通过生活方式干预帮助众多的糖尿病前期患者恢复健康，从而积累了丰富的临床经验。本团队希望通过本书的编写，能使更多人受益，让糖尿病患者及其家属对糖尿病有进一步的认识，并提升患者居家自我照顾能力及日常生活质量。

　　参与本书编写的团队成员有励丽、李佳霖、徐淼、

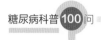

胡芳芳、陈艳曙、钱旭君、徐胜男、朱淑燕、杜冬艳、范学兰，都是临床一线资深的医护人员，有数十年的管理糖尿病患者经历，具有丰富的糖尿病治疗和教育相关经验。本书采用问答式的写作方式，能够直接切入主题，直接解答患者及其家属在生活中常见的问题，同时力求通过通俗化的语言深入浅出地解析糖尿病方面深奥的医学问题，从而达到科普的目的。我们希望通过自己的努力，为糖尿病患者的教育事业尽一份绵薄之力，使大众不再闻"糖"色变，不再讳疾忌医，不再戴着有色眼镜看待胰岛素注射，使糖尿病患者能够生活得更自信更从容。

编者

2023 年 3 月

目 录

CONTENTS

1　什么是糖尿病?　　　　　　　　　　　　　1

2　糖尿病的诊断标准是什么?　　　　　　　　1

3　糖尿病分为哪几种类型?　　　　　　　　　2

4　正常血糖靠什么维持? 血糖的"来龙去脉"是什么?　　2

5　吃糖多会引起糖尿病吗?　　　　　　　　　3

6　如何早期发现糖尿病?　　　　　　　　　　3

7　哪些人易患 2 型糖尿病?　　　　　　　　　4

8　2 型糖尿病常见症状有哪些?　　　　　　　5

9　糖尿病是否遗传?　　　　　　　　　　　　6

10　糖尿病是否能根治?　　　　　　　　　　　6

11　糖尿病血糖正常, 症状消失, 是否还要继续治疗?　　7

12　何谓糖尿病缓解?　　　　　　　　　　　　7

13　血糖控制是否越低越好?　　　　　　　　　8

14　糖尿病怎么治疗?　　　　　　　　　　　　9

15　控制饮食摄入是否就是吃得越少越好?　　10

16　糖尿病患者为什么要戒烟限酒?　　　　　10

17　为啥不建议糖尿病患者喝稀饭?　　　　　12

18　粗粮怎么吃才好?　　　　　　　　　　　12

19　水果能吃吗?　　　　　　　　　　　　　13

20　可以喝咖啡吗?　　　　　　　　　　　　13

21　素食是否有益于糖尿病控制?　　　　　　13

22　饥饿难耐怎么办?　　　　　　　　　　　14

23 有的糖尿病患者喜欢甜食怎么办? 15

24 您知道食物交换份法吗? 15

25 何谓糖尿病饮食手掌法则? 17

26 糖尿病患者外出就餐要注意什么? 18

27 什么是食物升糖指数? 19

28 糖尿病患者能吃坚果吗? 20

29 听说南瓜能降糖,可以随意吃吗? 21

30 糖尿病患者运动有何意义? 21

31 糖尿病运动治疗以多大强度为合适? 22

32 如何把握运动时间和运动频率? 22

33 实施运动治疗前要做哪些准备? 22

34 糖尿病患者运动需要注意哪些事项? 23

35 适合糖尿病患者的运动形式有哪些? 23

36 为什么有些糖尿病患者运动后血糖反而升高了? 24

37 什么情况下选择药物治疗? 25

38 口服降糖药有几类?副作用大吗? 25

39 如何选择口服降糖药? 25

40 口服降糖药物的服药时间有区别吗? 26

41 哪些人不宜使用口服降糖药? 26

42 口服降糖药漏服了怎么办? 27

43 什么是胰岛素? 28

44 正常人的胰岛素分泌有哪些规律? 28

45 糖尿病患者为什么要用胰岛素治疗? 29

46 胰岛素治疗常见的不良反应有哪些? 29

47 常用的胰岛素有哪几类？其特点是什么？ 30

48 如何选择胰岛素注射部位？ 31

49 胰岛素注射部位应怎样进行轮换？ 32

50 胰岛素应怎样储存？ 32

51 常用的胰岛素注射器有几种？ 33

52 胰岛素治疗会上瘾吗？ 34

53 目前用得比较多的 GLP-1 受体激动剂需要注射给药，
它也是胰岛素吗？ 35

54 糖尿病患者为什么要控制体重？ 36

55 酮症酸中毒是怎样引起的？ 37

56 糖尿病酮症酸中毒对人体有哪些危害？ 37

57 糖尿病酮症酸中毒有哪些表现？ 38

58 怎样预防糖尿病酮症酸中毒发生？ 38

59 什么是低血糖？ 39

60 低血糖有哪些症状？ 39

61 低血糖常见原因有哪些？ 39

62 发生低血糖时该怎么办？ 40

63 快速升糖的 15g 含糖食物有哪些？ 41

64 为什么自己感觉血糖低了，而测血糖却显示正常呢？ 41

65 如何预防低血糖？ 42

66 糖尿病有哪些慢性并发症？ 42

67 糖尿病患者容易合并哪些疾病？ 43

68 高血压和糖尿病为什么总是一起发生？ 43

69 糖尿病患者有哪些表现时要警惕可能是中风发作？ 44

70 患了糖尿病视网膜病变会有哪些表现? 44

71 如何防治糖尿病视网膜病变? 44

72 患了糖尿病肾病会有哪些表现? 45

73 怎样才能在早期发现糖尿病肾病? 46

74 糖尿病可引起哪些神经病变? 46

75 什么是糖尿病足? 46

76 怎样预防糖尿病足的发生? 47

77 糖尿病患者能怀孕吗? 47

78 糖尿病患者需要定期监测的项目有哪些? 48

79 空腹、餐后 2 小时采血时间应怎么计算? 48

80 为什么要检测餐后 2 小时血糖? 48

81 空腹采血需要注意什么? 49

82 血糖测定的方法有哪些? 50

83 怎样使快速血糖仪检测结果准确? 50

84 自测血糖值和医院抽血结果有差异怎么办? 51

85 家用血糖仪和生化结果如何对比? 52

86 自我血糖监测出现哪些情况时,需进行血糖仪的校准? 53

87 测定 HbA1c 有什么意义? 53

88 何谓动态血糖监测? 53

89 动态血糖监测有何意义? 54

90 TIR 是什么意思? 55

91 什么是"黎明现象"? 55

92 何为"苏木杰现象"? 56

93 空腹血糖高,先测血糖还是先调药? 56

94 口服葡萄糖耐量试验有何作用?   55

95 胰岛素释放试验和 C 肽释放试验意义何在?   57

96 如何判定胰岛素释放试验、C 肽释放试验结果?   57

97 监测血糖需要停用降糖药吗?   57

98 得了 2 型糖尿病不控制能活多久?   58

99 糖尿病复诊时需要注意些什么细节?   59

100   旅游期间打胰岛素太麻烦，可以停用换口服降糖药吗?   59

    参考文献   61

01 什么是糖尿病?

糖尿病是由遗传和环境因素共同作用引起的一组以慢性高血糖为特征的代谢性疾病。胰岛素分泌和（或）作用缺陷导致碳水化合物、蛋白质、脂肪、水和电解质等代谢紊乱。随着病程延长，可出现眼、肾、神经、心脏、血管等多系统损害。重症或应激时还可发生酮症酸中毒、高渗高血糖综合征等急性代谢紊乱。

02 糖尿病的诊断标准是什么?

有明显的"三多一少"（多尿、多饮、多食、不明原因体重下降）症状者，只要有一次异常血糖值（随机血糖≥ 11.1 mmol/L、空腹血糖≥ 7.0 mmol/L、口服葡萄糖耐量试验 2 小时血糖≥ 11.1 mmol/L），或糖化血红蛋白（HbA1c）≥ 6.5%，即可诊断。无糖尿病典型症状者，需改日复查确认。

注：随机血糖指不考虑上次用餐时间，一天中任意时间的血糖；空腹状态指至少 8 小时没有进食热量；所有血糖均指静脉血浆葡萄糖而不是毛细血管血糖。

3 糖尿病分为哪几种类型?

（1）1型糖尿病：由于胰岛素绝对缺乏引起的高血糖，好发于儿童、青少年。

（2）2型糖尿病：由于胰岛素相对缺乏、胰岛素抵抗引起的高血糖，好发于中老年人、有家族史、肥胖者。

（3）其他特殊类型糖尿病：病因学相对明确，如胰腺炎、库欣综合征、糖皮质激素（氢化可的松、地塞米松等）、巨细胞病毒感染等引起的一些高血糖状态。

（4）妊娠期糖尿病：妊娠期间首次发生或发现的糖尿病或糖耐量降低，不包括孕前已诊断为糖尿病的患者。

4 正常血糖靠什么维持? 血糖的"来龙去脉"是什么?

正常人血糖的产生和利用处于动态平衡的状态，维持在一个相对稳定的水平，这是由于血糖的来源和去路大致平衡。血糖的来源包括：①食物消化、吸收；②肝糖原（以糖原的形式储存于肝脏的葡萄糖聚合物）分解；③脂肪和蛋白质的转化。血糖的去路包括：①氧化转变为能量；②转化为糖原储存于肝脏、肾脏和肌肉中；③转变为脂肪和蛋白质等其他营养成分加以储存。胰岛是体内调节血糖浓度的主要器官，肝脏储存肝糖原。此外，血糖浓度还受神经、内分泌激素的调节。胰岛素是机体内唯一降低血糖的激素，而升糖激素有很多，如胰高血糖素、糖皮质激素、生长激素等。

⑤ 5 吃糖多会引起糖尿病吗？

引起糖尿病的原因有很多。一个是遗传因素，另一个是环境因素。在这两个因素的长期共同作用下，机体可能出现胰岛素分泌不足或者作用障碍而患糖尿病。所以单独的糖摄入和发生糖尿病是没有相关性的，并不是糖吃多了就会得糖尿病。过量的糖摄入，可能会造成热量摄入过多，成为糖尿病发生的诱因之一。

⑤ 6 如何早期发现糖尿病？

如果属于糖尿病高危人群，宜及早去医院进行糖尿病筛查；首次筛查结果正常者，宜每3年至少筛查一次；筛查结果为糖尿病前期者，建议每年筛查一次。

如果出现糖尿病"三多一少"症状，以及皮肤瘙痒，四肢酸痛、麻木，视力模糊等症状，及时到医院就诊。

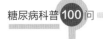 07　哪些人易患 2 型糖尿病？

成年高危人群包括：（1）有糖尿病前期史；（2）年龄 ≥ 40 岁；（3）体质指数（BMI）≥ 24 kg/m^2 和（或）中心型肥胖（男性腰围 ≥ 90 cm，女性腰围 ≥ 85 cm）；（4）一级亲属有糖尿病史；（5）缺乏体力活动者；（6）有巨大儿分娩史或有妊娠期糖尿病病史的女性；（7）有多囊卵巢综合征病史的女性；（8）有黑棘皮病者；（9）有高血压史，或正在接受降压治疗者；（10）高密度脂蛋白胆固醇 < 0.90 mmol/L 和（或）甘油三酯 > 2.22 mmol/L，或正在接受调脂药治疗者；（11）有动脉粥样硬化性心血管疾病（ASCVD）史；（12）有类固醇类药物使用史；（13）长期接受抗精神病药物或抗抑郁症药物治疗者；（14）中国糖尿病风险评分（表1）总分 ≥ 25 分。

表 1 中国糖尿病风险评分

评分指标		分值	评分指标		分值
	20 ~ 24	0	体质指数 / （kg/m²）	< 22.0	0
	25 ~ 34	4		22.0 ~ 23.9	1
	35 ~ 39	8		24.0 ~ 29.9	3
	40 ~ 44	11		≥ 30.0	5
	45 ~ 49	12	腰围 /cm	男 < 75.0，女 < 70.0	0
年龄 / 岁	50 ~ 54	13		男 75.0 ~ 79.9，女 70.0 ~ 74.9	3
	55 ~ 59	15		男 80.0 ~ 84.9，女 75.0 ~ 79.9	5
	60 ~ 64	16		男 85.0 ~ 89.9，女 80.0 ~ 84.9	7
	65 ~ 74	18		男 90.0 ~ 94.9，女 85.0 ~ 89.9	8
	< 110	0		男 ≥ 95.0，女 ≥ 90.0	10
	110 ~ 119	1	糖尿病家族史（父母，同胞,子女）	无	0
收缩压 / mmHg	120 ~ 129	3		有	6
	130 ~ 139	6	性别	男	2
	140 ~ 149	7		女	0
	150 ~ 159	8			
	≥ 160	10			

注：1 mmHg = 0.133 kPa

 8 2 型糖尿病常见症状有哪些？

多饮、多尿、多食、不明原因的体重减轻，皮肤瘙痒，四肢酸痛、麻木，腰痛，性欲减退，阳痿不育，月经失调，便秘，视物模糊等（图1）。

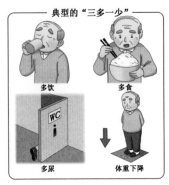
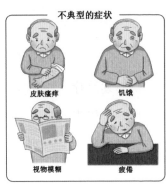

图1　糖尿病症状

9　糖尿病是否遗传?

糖尿病是由遗传因素和环境因素共同作用形成的，但并不是有遗传背景就一定会得糖尿病，只是有遗传背景时，需注意患糖尿病概率会比普通人高很多，属于高危人群，需要格外注意。

10　糖尿病是否能根治?

不能。糖尿病病因很复杂，无论1型、2型还是特殊类型，病因都不是很明确，不能从病因上进行根治。现有医疗水平及治疗手段主要是控制血糖，延缓或者防止并发症出现，改善远期心血管预后。

❓〉11　糖尿病血糖正常，症状消失，是否还要继续治疗？

要继续治疗。首先，血糖是波动的，一时的血糖正常并不能代表长期血糖情况；其次，糖尿病是一种慢性代谢性疾病，病因复杂，不存在治愈的情况。对部分 2 型糖尿病患者来说，有可能达到缓解状态，不需要用药，但也需要维持健康的生活方式。

❓〉12　何谓糖尿病缓解？

对糖尿病患者来说，停药一直是遥不可及的美好愿望。不过，2021 年版《2 型糖尿病缓解中国专家共识》指出，一部分 2 型糖尿病（T2DM）患者可以不吃药也能有效控糖，实现糖尿病缓解。

糖尿病缓解是指患者在无降糖药物治疗的情况下，血糖仍可处于达标或正常状态（需要强调的是，目前没有 T2DM 被治愈的证据）。

T2DM 缓解标准是患者在停用降糖药物至少 3 个月后，HbA1c < 6.5%。如果 HbA1c 不能反映真实的血

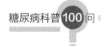

糖水平，可以用空腹血糖（FBG）< 7.0mmol/L 作为
T2DM 缓解的替代标准。

要实现糖尿病缓解，至少需满足以下 4 个基本
条件。

第一，病程 ≤ 5 年；

第二，超重或肥胖（患者 BMI ≥ 24 kg/m^2，或腰
围男性 > 90 cm、女性 > 85 cm）；

第三，胰岛 β 细胞功能尚可（空腹状态下 C 肽
水平 ≥ 1.1、餐后 2 小时 C 肽水平 ≥ 2.5）；

第四，非自身免疫型糖尿病。

健康的生活方式是促进超重或肥胖类型 T2DM
缓解的最有效治疗方法，药物只是糖尿病缓解的辅
助手段。

13 血糖控制是否越低越好？

血糖控制并不是越低越好，控制目标根据糖尿病
的分型、年龄、并发症等不同而不同。

对于 1 型糖尿病患者，已有多种指南建议患者
在避免低血糖及进行糖尿病个体化治疗的基础上，
HbAlc 的控制目标是儿童和青春期 < 7.5%，成人

< 7.0%。

对于大多数非妊娠期成年 2 型糖尿病患者而言，合理的 HbA1c 控制目标为 < 7%。

对于病程较短、预期寿命较长、无糖尿病相关并发症、无合并动脉粥样硬化性心脑血管疾病的 2 型糖尿患者 HbA1c 的控制目标应该更严格：HbA1c < 6.5%，或尽可能接近正常。

对于有严重低血糖史、预期寿命较短、有明显糖尿病微血管和大血管并发症或有严重并发症的 2 型糖尿患者血糖控制的目标应该宽松一些，如 HbA1c < 8%。

血糖控制目标均以无低血糖和其他不良反应为前提。

❓)14 糖尿病怎么治疗？

糖尿病治疗方法归纳起来可称之为"五驾马车"，即饮食治疗、运动治疗、药物治疗、血糖监测和糖尿病教育（图 2）。

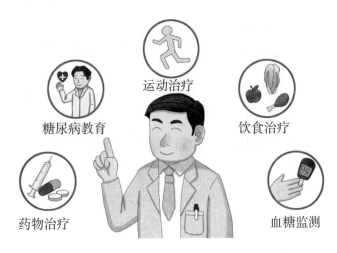

图 2　糖尿病治疗的"五驾马车"

○15　控制饮食摄入是否就是吃得越少越好？

不是。糖尿病是一种慢性病，患者每天要正常生活、工作，需要提供机体新陈代谢需要的热量，吃得太少保证不了机体正常的营养及能量需求，也有可能产生低血糖昏迷的风险。要根据不同患者的实际体重、理想体重及工作强度制订相关饮食计划，保证每天摄入充足热量。

○16　糖尿病患者为什么要戒烟限酒？

吸烟对人体有百害而无一利，这里就不再赘述。

对于糖尿病患者来说，害处就更大。首先，烟碱会刺激肾上腺素分泌，而肾上腺素是一种兴奋交感神经并升高血糖的激素，可造成心动过速、血压升高、血糖波动，对患者十分不利。另外，对糖尿病患者威胁最大的就是血管病变，特别是阻塞性血管病变。糖尿病患者血管内壁往往不光滑，血黏度大，红细胞变形能力下降，本来就容易发生血管阻塞，而吸烟会造成血管进一步收缩，特别容易造成血栓阻塞血管。

糖尿病患者建议限酒，因为喝酒会促进胰岛素分泌，引起血糖偏低，之后又会出现血糖升高，导致血糖波动大，从而引起血管内皮损伤，出现糖尿病血管病变。另外喝酒伤肝，肝脏需要加大动力去分解酒精，原本多余的血糖可以通过肝糖原储存后降低血糖，喝酒后肝动力增加，肝糖原减少，血糖逐步升高。如果糖尿病患者想要饮酒，最好咨询医生或营养师后进行，并严格控制每日饮酒量，成年女性每天不超过 15 g（以下一份约含酒精 15 g：啤酒 350 ml、葡萄酒 150 ml、38 度白酒 50 ml、高度白酒 30 ml），成年男性每天不超过 25 g，但每周不超过 2 次，同时，饮酒后应扣除相应的主食量（10 g 酒精 ≈ 20 g 主食）。

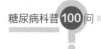 17 为啥不建议糖尿病患者喝稀饭?

糖尿病患者不主张吃稀饭,因为稀饭的水分多,比米饭、馒头容易消化吸收,而且稀饭熬的时间越长,越黏糊,越好喝,越容易吸收,餐后血糖升高就越快。由于稀饭导致胃的排空快,易有饥饿感,不利于饮食控制,不利于预防糖尿病并发症。

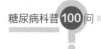 18 粗粮怎么吃才好?

全谷物、杂豆类等粗粮应占主食摄入量的1/3左右(图3)。粗粮中的膳食纤维需要充足的水分做后盾,才能保障肠道正常工作,一般多吃一倍粗粮就要多喝一倍水,所以增加粗粮进食量应该循序渐进、不可操之过急。

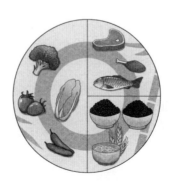

图3 食物餐盘

? 19 水果能吃吗？

糖尿病患者在血糖还没有达标的情况下暂时禁食水果，实在想吃可以用西红柿、黄瓜来替代。当空腹血糖控制在 7 mmol/L 以下，餐后血糖在 10 mmol/L 以下时，两餐之间可适当摄入升糖指数不高的水果，常见的如苹果、柚子、橙子、樱桃、草莓、李子、桃子等，每日 200 g 左右。常见水果含糖量及热量见表 2。

表 2　常见水果含糖量及热量

分类	水果种类	含糖量（每 2 两水果）	热量（每 2 两水果）
适量食用	鸭梨、青瓜、柠檬、李子、苹果、草莓、枇杷、西瓜、猕猴桃等	<10 g	20~40 kcal
谨慎食用	香蕉、山楂、鲜枣、海棠、荔枝、芒果、甜瓜、橘子、桃杏等	10~20 g	50~90 kcal
不宜食用	干枣、红枣、蜜枣、柿饼、杏干、桂圆、果脯、葡萄干等	>20 g	100 kcal

? 20 可以喝咖啡吗？

可以喝适量黑咖啡，不加奶，不加糖。

? 21 素食是否有益于糖尿病控制？

糖尿病是一种慢性代谢性疾病，存在着蛋白质、脂肪和碳水化合物三大营养素代谢的紊乱。由于胰岛素缺乏或胰岛素抵抗，机体不能很好地控制自身的血糖。糖尿病的发生与高蛋白、高脂肪、高热量的不良生活方式有很大关系。因此，饮食治疗是糖尿病治疗的基础。来自蔬菜以及粗粮的膳食纤维，可以延缓餐后血糖的升高，豆制品及一些杂豆类的食物血糖生成指数较低，对糖尿病患者是有益的。但不建议糖尿病患者全部素食，长期吃素会使体内缺乏蛋白质、铁、锌等，造成营养失衡。正确的饮食标准是少油、少盐、少糖，营养均衡。

 22 饥饿难耐怎么办？

首先要监测血糖水平，如果出现了低血糖，应立即食用15 g含糖食品（以葡萄糖为佳）。如果血糖正常，可进食适量黄瓜、西红柿充饥。若经常产生饥饿感，应检查一下自己的饮食数量是否正确，必要时可向营养师咨询。另外，可改变进餐顺序，先吃蔬菜、再吃肉类、最后吃主食；主食可选用部分粗粮，全谷物、杂豆类应占主食摄入量的1/3，其纤维素含量高，可以增加饱腹感。

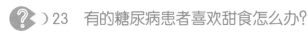

23 有的糖尿病患者喜欢甜食怎么办？

可选择适当的非营养性甜味剂（阿斯巴甜、安赛蜜、糖精）来满足喜好甜食的习惯。对于经常饮用含糖甜味剂饮料的人群，低热量或无营养甜味饮料可以作为短期替代，但总体来说，建议减少含糖或无营养甜味饮料的摄入，推荐饮水。

24 您知道食物交换份法吗？

食物交换份法是国内外普遍采用的食谱编制方法，指将常用食物按其所含营养成分的比例分为 6 类（主食类、蔬菜类、水果类、鱼肉类、乳类、油脂类），各类食物提供同等热卡（90 kcal）的能量，称为 1 份食物交换份（图 4），也就是说每份中各种食物都能提供 90 kcal 能量，以便交换使用。使用食物交换份法进行食物交换时，只能同类食物之间进行互换，以粮换粮，以肉换肉，以豆换豆，不宜跨组交换，否则将增大食谱营养素含量的差别和不确定性，影响膳食的平衡。

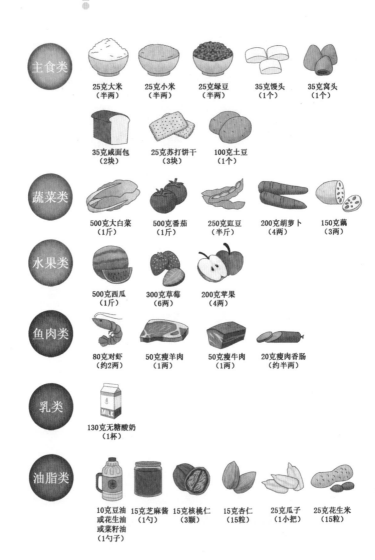

图 4　食物交换份

25　何谓糖尿病饮食手掌法则?

手掌法则就是利用自己的手，就可以基本确定每日所需食物的量(图5)。这种方法虽然不是特别精确，但却比食物交换份法来得简单、实用。

碳水化合物、水果：选用相当于自己两个拳头大小的淀粉类食物，如馒头、花卷、米饭等，就可以满足一天碳水化合物的需求量了。水果一天需要量则相当于一个拳头大小。

蛋白质：一个掌心，50 g的蛋白质相当于掌心大小、约为小指厚的一块。每日吃50～100 g的蛋白质即可满足一天需求。

蔬菜：两手抓，两只手能够抓住的菜量(1把)相当于500 g的量，每日进食500～1000 g蔬菜可满足需要。当然,这些蔬菜都是低碳水化合物蔬菜,如青菜、豆芽、卷心菜等。

脂肪：一个拇指尖的量，要限制脂肪(黄油)的摄入，每日仅取拇指的尖端(第一节)就足够。

瘦肉量：一指厚两指宽，切一块与食指厚度相同，与两指(食指和中指并拢)的长度、宽度相同的瘦肉相当于50 g的量，可满足一日需要。

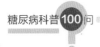

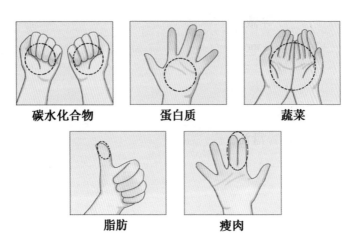

碳水化合物　　　蛋白质　　　蔬菜

脂肪　　　　瘦肉

图5　饮食手掌法则

26　糖尿病患者外出就餐要注意什么？

在外就餐我们要注意以下几点。

（1）点菜时，选择适合的菜肴：主食尽量选择粗粮谷物（如黄面馍、二米饭等）或含淀粉类的蔬菜（如土豆、山药等），尽量不选择粥类及三皮一线（即米皮、凉皮、擀面皮和米线）；肉类首选鱼虾，其次是鸡、鸭肉，再次是猪、牛、羊肉；蔬菜类可选择青菜、叶子菜等低热量蔬菜；菜肴的烹饪方法一般选择水煮、焯拌、炝拌、清蒸、清炒等，这样的烹饪不但营养成分不会流失，油、盐也不会过量。避免红烧、油炸、煎炒等做法。对于不了解的菜品，可以事先向服务员咨询，要求菜品少油、不加糖等。

（2）改变吃饭顺序：先喝汤再吃蔬菜和肉类，最后吃主食。

（3）餐盘法：吃饭的时候可以用一个盘子（直径约为15 cm），把所有要吃的东西放在这个餐盘上，然后把盘子分为3个部分，1/4 放主食、1/4 放蛋白质、1/2 放蔬菜。控制住自己，就吃这一盘子食物即可。

（4）放慢进食速度：最好细嚼慢咽，也可在吃饭过程中和同事、朋友聊聊天，减慢进食的速度，用餐时间在20 ～ 30分钟为宜。

（5）准备一碗清水：用餐过程中可以用清水涮涮，这样可以减少油脂、调味品的摄入。

（6）注意选择饮品：白开水是最好的饮料，切忌吃饭时搭配含糖饮料，额外增加热量摄入。而对于饮酒则是不建议的，如遇不得已的情况，在平日血糖控制平稳的前提下，可适当饮用。

❓27　什么是食物升糖指数？

食物升糖指数（GI）是指健康人摄入含50 g可

吸收糖类的食物与等量葡萄糖相比，引起餐后一定时间内血糖反应曲线下面积的百分比。这是衡量食物引起人体餐后血糖变化的重要指标。通俗讲就是衡量食物里的碳水化合物升血糖速度的快慢。

高 GI：GI > 70，食物进入胃肠后能被迅速消化，葡萄糖进入血液后峰值高，血糖迅速升高。

中 GI：$55 \leqslant GI \leqslant 70$。

低 GI：GI < 55，食物在胃肠中停留时间较长，葡萄糖进入血液后的峰值低，血糖升高的速度慢。

有机酸、糖的种类、膳食纤维含量、食物的烹调时间、加工精细度等都可以影响 GI。

糖尿病患者宜选择低升糖指数食物。

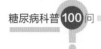 28　糖尿病患者能吃坚果吗？

花生米、瓜子、核桃等坚果类食物中，富含丰富的油脂和植物蛋白质，营养确实十分丰富。但是需要注意的是，相同重量的坚果，提供的能量要远远大于同等重量的主食，需要将进食的坚果计算到每日膳食中去，通常情况下，我们用 15 g 的坚果来代替 10 mL 的烹调用油。

)29 听说南瓜能降糖，可以随意吃吗?

南瓜多糖被认为具有潜在的降血糖效果，同时南瓜富含的锌、镁、铬等微量元素也是体内糖脂代谢的重要元素，所以南瓜是适合糖尿病患者进食的食物。但用进食南瓜的方式来降糖是不切实际的，因为南瓜多糖的降血糖效果和实际摄入量有关，而锌、镁、铬等微量元素也可以从其他食物中获得，所以糖尿病患者可以吃南瓜，而且在食用南瓜时要相应地减少主食的量，否则会因进食过多而使血糖升高。

)30 糖尿病患者运动有何意义?

长期规律运动能降低 2 型糖尿病患者的体重和内脏脂肪的堆积，改善胰岛素敏感性，优化血糖和血压的控制，调节血脂异常，降低血总胆固醇及甘油三酯，提高高密度脂蛋白，改善心血管健康，增强心肺功能，降低糖尿病患者心血管疾病发生的风险。

流行病学研究结果显示：规律运动 8 周，降低糖化 0.66%；规律运动 12 ～ 14 年，糖尿病的病死率显著降低。

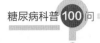

31 糖尿病运动治疗以多大强度为合适?

推荐中等强度的运动。日常中可从以下3点判断。

（1）自我感觉：以运动后周身发热、微微出汗，但不是大汗淋漓为宜。

（2）交谈测试：运动后呼吸急促，能讲话、与他人交流，但不能唱歌。

（3）脉搏测试：测算运动时的脉率 =170- 年龄。

32 如何把握运动时间和运动频率?

运动时间：每周至少150分钟，运动时间从第一口饭算起餐后1小时左右。

运动频率：2型糖尿病患者每周至少运动3天，或隔天1次，最好每天进行适量的运动。

33 实施运动治疗前要做哪些准备?

运动前全面检查，了解运动禁忌证：糖尿病酮症酸中毒、空腹血糖 > 16.7 mmol/L、增殖性视网膜病变、严重心脑血管疾病（不稳定性心绞痛、严重心律失常、一过性脑缺血发作）、肾病（肌酐 > 1.768 mmol/L）、合并急性感染的患者。

运动三部曲：热身、运动、整理。

循序渐进，量力而行。

❓》34　糖尿病患者运动需要注意哪些事项？

培养规律定时定量运动的习惯。

不要在饥饿或饱餐时运动。

结伴运动，避免单独运动。

运动时应随时携带糖尿病救助卡、糖果、点心等，以免发生低血糖。

运动后仔细检查皮肤、足部及关节是否有损伤，如有损伤应请专业医护人员处理，不得自行处理。

运动后感到不适，请咨询医生或护士，调整运动计划。

❓》35　适合糖尿病患者的运动形式有哪些？

有氧运动（快走、慢跑等）、抗阻运动（哑铃、弹力带）与柔韧性及平衡性运动（瑜伽、太极）等多种运动形式都合适。一周大多数时间都保持一定量的有氧运动，在非连续日进行2～3次/周的中高强度抗阻运动，每周进行2～3次主要肌肉肌腱群的柔韧

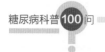
性训练和平衡训练。不同运动的强度如图6所示。

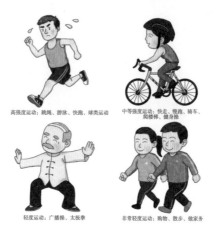

高强度运动：跳绳、游泳、快跑、球类运动　　中等强度运动：快走、慢跑、骑车、爬楼梯、健身操

轻度运动：广播操、太极拳　　非常轻度运动：购物、散步、做家务

图6　不同运动的强度

？○36　为什么有些糖尿病患者运动后血糖反而升高了?

当人的运动强度超过某一界限后（如拳击、快跑），血糖水平就会升高，这个界限一般为最大心率的80%～90%(最大心率一般为220－年龄)。当运动强度超过这一界限后交感神经明显兴奋，从而刺激肾上腺素、去甲肾上腺素、皮质醇等激素释放，刺激肝糖原转化为葡萄糖释放到血液中。当血糖升高的速率大于肌肉吸收血糖的速率时，血糖自然就升高了。因此糖尿病患者运动要因人而异，量力而行。

37 什么情况下选择药物治疗？

在饮食和运动不能使血糖控制达标时，应及时采用药物治疗。

38 口服降糖药有几类？副作用大吗？

口服降糖药的分类及副作用见表3。

表3　口服降糖药的分类及副作用

分类	副作用
磺脲类	低血糖，胃肠道功能障碍
双胍类	胃肠道反应
α-糖苷酶抑制剂	胃肠道反应
格列奈类	低血糖，体重增加
DPP4-抑制剂（二肽基肽酶抑制剂）	较为安全
SGLT-2抑制剂	尿路感染
噻唑烷二酮类	体重增加，水肿

39 如何选择口服降糖药？

口服降糖药并没有哪种效果好的说法，具体的用药效果需要根据患者自身病情、对药物的敏感程度和副作用等进行选择。

40 口服降糖药物的服药时间有区别吗?

各类口服降糖药物的服药时间见表 4。

表 4　各类口服降糖药物的服药时间

分类	常用商品名	用法
磺脲类	达美康 达美康缓释片 瑞易宁 糖适平 亚莫利 优降糖	餐前 30 分钟 早餐前或早餐时 早餐前或早餐时 餐前 30 分钟 早餐前或餐时 餐前 30 分钟
双胍类	二甲双胍	随餐服用
α–糖苷酶抑制剂	拜糖平 卡博平 倍欣 米格列醇	正餐开始时嚼服 餐前即刻 正餐开始时
格列奈类	诺和龙 孚来迪 唐力	餐时或餐前 15 分钟服用
DPP4–抑制剂 （二肽基肽酶抑制剂）	捷诺维 安立泽 欧唐宁	每日固定，不受进餐限制
SGLT–2 抑制剂	安达唐	每日固定，不受进餐限制
噻唑烷二酮类	卡司平	不受进餐影响

 41 哪些人不宜使用口服降糖药?

肝肾功能不全者、1 型糖尿病患者、糖尿病急性
并发症患者、孕妇及哺乳期患者、14 岁以内患者、

极度消瘦者。

）42　口服降糖药漏服了怎么办？

（1）糖苷酶抑制剂（拜糖平、卡博平、倍欣）：进餐与第一口饭同服，餐后补服效果差，不可补服。

（2）噻唑烷二酮类（卡司平）、DPP-4（欧唐宁、安立泽）、SGLT-2抑制剂（安达唐）：服药不受吃饭影响，一般一天只服药一次，发现漏服可随时补服。

（3）双胍类（二甲双胍）：服药时间是饭前、饭中、饭后均可服用，可直接补服药物。

（4）磺脲类胰岛素促泌剂：短效（达美康）不可补服，以免引起低血糖，长效（亚莫利）根据血糖实际情况选择是否补服，如刚进餐或餐后可立即补服，如已进餐后一个小时才发现漏服药物，不建议补服，以免引起低血糖。

（5）非磺脲类胰岛素促泌剂（瑞格列奈、那格列奈）：在餐中或刚进完餐后，可立即补服；如果大于1小时，不建议补服。

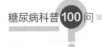 43   什么是胰岛素?

胰岛素是由胰脏内的胰岛 β 细胞受内源性或外源性物质如葡萄糖、乳糖、核糖、精氨酸、胰高血糖素等的刺激而分泌的一种蛋白质激素。胰岛素是机体内唯一降低血糖的激素,同时能促进糖原、脂肪、蛋白质合成。外源性胰岛素主要用来治疗糖尿病。

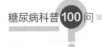 44   正常人的胰岛素分泌有哪些规律?

在正常生理状态下,人的胰岛素分泌同时存在两种模式。

一种是"基础胰岛素分泌",即胰岛 β 细胞 24小时源源不断地释放小剂量胰岛素,以维持基础状态(即非进餐状态)下的血糖正常。

另一种是"餐时胰岛素分泌",即进餐刺激后胰岛素细胞迅速大量地分泌胰岛素,以确保餐后血糖不至于突然升高。

正常人一天大约分泌 48 单位的胰岛素,其中一半是"基础"胰岛素,另一半是"餐时"胰岛素。正是因为体内同时存在这两种胰岛素分泌模式,才使得机体全天血糖得以维持在正常范围。

45 糖尿病患者为什么要用胰岛素治疗?

胰岛素是体内唯一降低血糖的激素,胰岛素治疗是控制高血糖的重要手段。1型糖尿病患者需依赖胰岛素维持生命,也必须使用胰岛素控制高血糖,并降低糖尿病并发症的发生风险。2型糖尿病虽不需要胰岛素来维持生命,但当口服降糖药效果不佳或存在口服药使用禁忌时,仍需使用胰岛素,以控制高血糖,并降低糖尿病并发症的发生风险。在某些时候,尤其是病程较长时,胰岛素治疗可能是最主要的,甚至是必需的血糖控制措施。

46 胰岛素治疗常见的不良反应有哪些?

(1)低血糖反应。

(2)过敏反应:表现为注射部位瘙痒或荨麻疹,严重过敏反应罕见。

(3)注射部位皮下脂肪萎缩或增生:采用多点、多部位皮下注射和针头一次性使用可预防其发生。若发生则停止该部位注射后可缓慢自然恢复。

(4)水肿:胰岛素治疗初期可因水钠潴留而发生轻度水肿,可自行缓解。

（5）视物模糊：部分患者出现，多为晶状体屈光改变，常于数周内自然恢复。

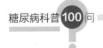 47 常用的胰岛素有哪几类？其特点是什么？

临床上胰岛素制剂可分为以下几种。

速效胰岛素类似物：赖脯（优泌乐）、门冬（诺和锐）。

短效胰岛素：普通胰岛素、诺和灵R、优泌林R、甘舒霖R。

中效胰岛素：诺和灵N、优泌林N、低精蛋白锌胰岛素。

长效胰岛素制剂：甘精胰岛素（来得时）、地特胰岛素（诺和平）。

超长效胰岛素：德谷胰岛素（诺和达）、甘精胰岛素U300（来优时）。

预混胰岛素制剂：诺和灵30R（50R）、优泌林70/30、诺和锐30、优泌乐25（50）。

双胰岛素类似物：德谷门冬双胰岛素（诺和佳）。

短效和超短效胰岛素，主要负责控制餐后血糖。中效/长效人胰岛素，主要负责控制夜间及空腹血糖。预混 / 双胰岛素，同时负责控制餐后及空腹夜间血糖。

❓ 48 如何选择胰岛素注射部位？

注射部位应选取皮下脂肪丰富的部位，人体适合注射胰岛素的部位是腹部、大腿外侧、上臂外侧和臀部外上侧（图7）。在腹部，应避免以脐部为圆心、半径为5 cm的圆形区域内注射。臀部注射时，应选择臀部上端外侧。大腿注射选择其上端前外侧，而非膝盖附近。上臂注射可选择侧面或后侧部位。不同注射部位吸收胰岛素速度快慢不一，腹部最快，其他依次为上臂、大腿和臀部。

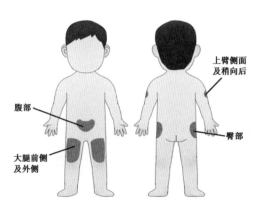

图7　胰岛素注射部位

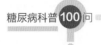 49 胰岛素注射部位应怎样进行轮换?

将注射部位分为四个等分区域（大腿或臀部可等分为两个区域），每周使用一个等分区域并始终按顺时针方向轮换；在任何一个等分区域内注射时，连续两次注射应以间隔至少1 cm（大约为成人一个手指的宽度）的方式进行轮换。

50 胰岛素应怎样储存?

未开封的胰岛素放于2～8℃的冰箱内冷藏储存，正在使用的胰岛素于室温下（小于28℃）储存即可，但应避免太阳直晒、剧烈晃动等，且需要在拆封4周内用完。

值得注意的是，由于胰岛素种类及各公司胰岛素制作工艺不同，因此保存条件应具体参照产品说明书。由于胰岛素冷冻后再融化会失效，因此绝对不能冷冻。如果受到阳光直射或温度上升到30～50℃，各种胰岛素的效价都会有不同程度的降低。胰岛素遇过高温度会失效，一旦超过50℃，各种胰岛素都会迅速变质失效。所以，患者注射胰岛素前一定要看标签上的有效期限，另外要观察药液的颜色、性状，如果发现药品有过期、贴壁、结晶、变色等问题，就不要使用了。

 51 常用的胰岛素注射器有几种？

市面上的胰岛素注射器主要有普通的胰岛素注射器、胰岛素注射笔和无针胰岛素注射器、胰岛素泵。

普通胰岛素注射器都是按照一次性使用的标准设计制造的，为塑料制品，做工精致，针头锐利，刻度清晰。胰岛素注射治疗中，应保证一次一换。

胰岛素注射笔分为胰岛素预充注射笔和笔芯可更换胰岛素注射笔。胰岛素预充注射笔为一次性产品，用完就可以连笔一起丢弃。笔芯可更换胰岛素注射笔的笔身可反复使用，但是其针头是一次性的，用完需替换新的笔芯及针头。胰岛素注射笔可随身携带，使用方便。

无针注射器是通过高压使胰岛素以"液体针"的形式穿透皮肤表层，渗入皮下组织，完成注射，疼痛感轻，剂量准确。由于去掉物理针头，可减轻患者的心理压力和精神负担。此外，无针注射呈雾状高速喷射，扩散吸收较为均匀，可在一定程度上避免硬结的产生。但是，无针注射器价格较为昂贵，经济成本高。

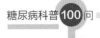

　　胰岛素泵由泵、小注射器和与之相连的输液管组成，小注射器最多可以容纳 3 mL 的胰岛素，注射器装入泵中后，将相连的输液管前端的引导针用注针器扎入患者的皮下（常规为腹壁），再由电池驱动胰岛素泵的螺旋马达推动小注射器的活塞，将胰岛素输注到患者体内。胰岛素泵的基本用途是模拟胰腺的分泌功能，按照人体需要的剂量将胰岛素持续地推注到患者的皮下，以使其全天保持血糖稳定。

　　需要注意的是，胰岛素种类较多，且都有专门配套的胰岛素注射器。胰岛素注射器不可以乱用，必须与其匹配的胰岛素配用，否则容易导致胰岛素用量不精确，使血糖不稳定。同时，不同厂家的胰岛素注射器不能通用。

52　胰岛素治疗会上瘾吗？

　　胰岛素是生理激素而非毒品。"药物成瘾"是指药物和躯体相互作用导致使用者的精神及生理异常，令使用者产生难以克制的强烈渴望，目的是再度体验这些药物带来的欣快感。成瘾是心理上的依赖。毒品并非生理或医疗所需，对身心健康有百害而无一利，使用后会产生严重的心理依赖，因此吸食者往往越陷越深而不能自拔，甚至为了获取毒品不顾一切、铤而走险。而应用胰岛素，能很好地控制血糖，改善和恢复患者胰岛 β 细胞的功能，减少糖尿病并发症或减缓其发生发展，对改善患者病情及预后大有益处。即使需要长期注射胰岛素，也是因病情的需要，这与近视眼需要戴眼镜、听力障碍者需要戴助听器是同一道理，跟毒品成瘾完全是两码事。所以，注射胰岛素不会成瘾。

53 目前用得比较多的 GLP-1 受体激动剂需要注射给药，它也是胰岛素吗？

注射类降糖药物的使用是实现良好血糖控制的重要手段之一，提起注射剂大家首先会想到胰岛素，这个经典高效的降糖药在糖尿病治疗药物中的地位无疑不可撼动，其实临床上除了胰岛素外还有一种很好的降糖注射药物，那就是胰高血糖素样肽 -1（GLP-1）受体激动剂。GLP-1 是由空肠末端、回肠、结肠的 L 细胞在摄食和神经内分泌刺激下分泌的一种激素，具有促进胰岛素释放、进而降低血糖的作用。GLP-1 受体激动剂具有天然 GLP-1 的生物活性，所以可以起到 GLP-1 的作用，具有降糖而不同时增加低血糖风险、安全性良好，抑制 β 细胞凋亡、减重、减少内脏脂肪，长期应用可保护 β 细胞功能、预防心血管事件的发生等临床优势。简单点讲 GLP-1 受体激动剂不是胰岛素，但能促进胰岛素分泌，同时还能帮助肥胖糖尿病患者减轻体重。

 54　糖尿病患者为什么要控制体重？

体重管理对糖尿病患者非常重要。超重和肥胖是心血管疾病的重要危险因素，较高的 BMI（指体质指数，是体重管理的最重要指标）和腰臀比与心血管疾病发生率增加有关，肥胖与心血管疾病之间的联系不仅取决于总体脂量，而且与脂肪组织的分布异常有密切关系，腹部脂肪积聚对糖尿病及心血管疾病的发生和发展有重要作用。

腹型肥胖与胰岛素抵抗、糖尿病、高血压、血脂异常、大血管病变及全身低度炎症反应密不可分，是多种代谢失调及心血管事件的源头，加强对腹型肥胖危害性的认识和筛查，并尽早防治，对降低糖尿病的发病率及减少心血管事件有重要意义。

所以，糖尿病患者应该通过饮食、运动、药物甚至手术等方法，努力将 BMI 控制在适宜的范围，我国居民 BMI 在 $24 \sim 27.9 \, kg/m^2$ 属于超重，$\geqslant 28 \, kg/m^2$ 属于肥胖。

?》55　酮症酸中毒是怎样引起的？

通常情况下，健康人的血酮体值在 $0.1 \sim 0.25$ mmol/L。当体内糖代谢紊乱、胰岛素分泌不足时，血糖无法正常利用，身体燃烧脂肪供给能量，脂肪分解产生的酮体超过身体所需，在血液内堆积，当血酮值 $\geqslant 0.5$ mmol/L 时称为酮症，糖尿病患者因酮体积聚发生代谢性酸中毒时称为糖尿病酮症酸中毒。

?》56　糖尿病酮症酸中毒对人体有哪些危害？

酸中毒对人体危害极大，如对心血管系统的影响常见的有心律失常、心肌收缩力下降、血管扩张、血压下降、休克；另外，机体的各种酶活性下降，包括负责机体产生能量的酶，导致脑部供能减少，严重时可危及生命。

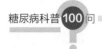

57 糖尿病酮症酸中毒有哪些表现？

（1）早期：表现为"三多一少"（多饮、多尿、多食及消瘦），且症状加重。

（2）中期：开始出现酸中毒，会出现疲乏、食欲减退、恶心呕吐、多尿、口干、头痛、嗜睡、呼吸深快、呼气中有烂苹果味（丙酮）的症状。

（3）后期：患者因为严重失水，会出现尿量减少、眼眶下陷、皮肤黏膜干燥等症状，同时也会出现血压下降、心率加快、四肢厥冷等；患者会表现出不同程度的意识障碍，反应迟钝或昏迷。

58 怎样预防糖尿病酮症酸中毒发生？

对于1型糖尿病患者来说，应避免胰岛素中断或不足，若胰岛素失效应及时就医；对于2型糖尿病患者来说，以下几种情况容易发生酮症酸中毒，糖尿病患者自行停止胰岛素注射；各种感染；暴饮暴食；酗酒；妊娠分娩；疾病、外伤、手术等应急情况；心脑血管意外以及精神刺激等。糖尿病患者还需要在日常生活中坚持规律的饮食、运动和药物治疗，同时必要的血糖监测不能少，当血糖持续高于13 mmol/L时，应监测尿酮体。

❓ 59 什么是低血糖?

低血糖是由多种原因导致的血浆中葡萄糖水平下降,血糖水平低于正常值的一种急性病症。对非糖尿病患者来说,低血糖的标准为小于 2.8 mmol/L,而糖尿病患者只要血糖水平 < 3.9 mmol/L 就属于低血糖范畴。

❓ 60 低血糖有哪些症状?

低血糖的症状与血糖水平以及血糖下降速度有关。

(1)交感神经兴奋:心悸、出汗、焦虑、饥饿、四肢无力等。

(2)中枢神经系统症状:神志改变、认知障碍、抽搐、昏迷等。

(3)行为异常(老年患者多见):精神异常、打人、骂人、失忆等。

❓ 61 低血糖常见原因有哪些?

未按时进食或进食量过少,降糖药物过量,用药

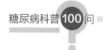

与进餐时间不匹配，过量饮酒，尤其是空腹饮酒，剧烈活动或活动量超过平常、空腹运动。

62　发生低血糖时该怎么办？

有低血糖反应时，立即进食（最好是进食能快速升糖的含糖食物），有条件者及时监测血糖。记住两个"15"（进食 15 g 糖类食品（葡萄糖为佳），每 15 分钟测血糖一次）。血糖在 3.9 mmol/L 以上，但距离下一次就餐时间在 1 小时以上，给予含淀粉或蛋白质食物（图 8）。

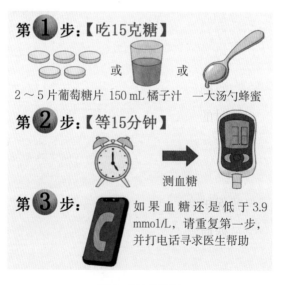

图 8　低血糖处理

? 63 快速升糖的 15g 含糖食物有哪些?

2～5 片葡萄糖片，半杯橘子汁，2 大块方糖，1 大汤勺的蜂蜜，10 块水果糖等。

? 64 为什么自己感觉血糖低了，而测血糖却显示正常呢?

心慌、饥饿、手抖是低血糖的症状，对于大多数糖尿病患者而言，如果出现明显饥饿、心慌、手抖等症状，症状的轻重一般与血糖的高低是基本一致的，但也有例外，有些糖尿病患者出现这些症状时，测血糖并不低，我们将这种情况称之为"低血糖反应"。这种情况常见于治疗中血糖在短时间内快速下降的患者，血糖在短时间内下降过快会引起儿茶酚胺等升糖激素释放，这时的血糖虽然没有降到低血糖标准，但患者仍然出现不适症状。饥饿感主要由大脑来掌控，而大脑是对血糖最敏感的器官，当血糖大幅降低时，机体出于自我保护会产生饥饿感，提醒人进食。"低血糖反应"虽然血糖并不低，但原则上还是应该按低血糖处理。

65　如何预防低血糖？

养成良好的生活习惯：定时定量定餐，限制饮酒，规律运动，规范注射，按时服药，制订合理的降糖目标（如老年人空腹血糖不超过 7.8 mmol/L，餐后血糖不超过 10 mmol/L 即可），加强血糖监测，随身携带预防低血糖的食物及急救卡，频发低血糖时应及时就医。

🈲 66　糖尿病有哪些慢性并发症？

糖尿病慢性并发症可累及全身：心脑血管病变（中风、心衰、心绞痛），下肢血管病变（间歇性跛行、下肢缺血），糖尿病足，神经病变（腹泻或便秘、四肢麻木感觉丧失或过敏），肾脏病变（下肢浮肿、肾功能不全、肾衰），视网膜病变（视力下降、失明），牙周病（图 9）。

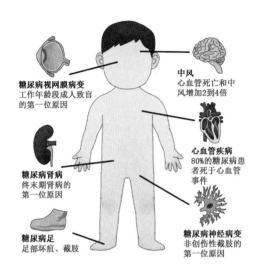

图 9 糖尿病慢性并发症累及器官图

糖尿病视网膜病变
工作年龄段成人致盲的第一位原因

中风
心血管死亡和中风增加2到4倍

心血管疾病
80%的糖尿病患者死于心血管事件

糖尿病肾病
终末期肾病的第一位原因

糖尿病足
足部坏疽、截肢

糖尿病神经病变
非创伤性截肢的第一位原因

67 糖尿病患者容易合并哪些疾病?

糖尿病患者经常会合并多种疾病：一半以上的人合并超重肥胖，接近一半的人合并血脂异常，接近2/3的人合并高血压。

68 高血压和糖尿病为什么总是一起发生?

因为它们有很多共同的危险因素，成年人最常见的是 2 型糖尿病，2 型糖尿病患者普遍存在着胰岛素抵抗，这就导致血糖升高，然后高血糖会刺激胰岛分

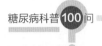

泌更多的胰岛素，从而造成高胰岛素血症，过高的胰岛素不但会促进肾小管对钠的重吸收引起钠潴留，而且还会刺激交感神经兴奋使得血管收缩和外周阻力增加，血压自然就升高了，以上这些因素结合最终就会导致高血压的发生。

69 糖尿病患者有哪些表现时要警惕可能是中风发作？

单眼或双眼短暂性发黑或视物模糊，复视或伴有眩晕，活动受限或伴有肢体无力，说话口齿不清楚，突然跌倒或伴有短时意识丧失。

70 患了糖尿病视网膜病变会有哪些表现？

早期一般没有症状，常常忽略，慢慢会出现视力下降、视物模糊、复视、眼前有黑色的物体飘浮感、眼部胀痛、阅读障碍、双眼视野缩小直至失明。

71 如何防治糖尿病视网膜病变？

严格有效控制血糖是治疗糖尿病视网膜病变的关键。

药物治疗：服用改善视网膜血循环的药物。

激光治疗和玻璃体切割手术治疗：激光治疗是目前治疗糖尿病视网膜病变最有效的手段。通过激光凝固视网膜病变部位，可清除病灶，减缓病情恶化，稳定视力。对于增殖期的患者，视力严重下降、玻璃体出血，除了做眼外视网膜光凝治疗外，最好进行玻璃体切割术加眼内激光光凝，可挽救部分患者的视力。

早发现、早治疗是治疗糖尿病视网膜病变的关键。对于已诊断为糖尿病的患者，应及时并定期接受眼科检查，如发现病变，及时治疗。糖尿病确诊后，即便视力良好，也应到正规医院眼科进行检查，了解有无糖尿病视网膜病变的发生。倘若一切正常，应每年详查一次。若已出现视网膜病变，一般来说，在非增殖期，2～3个月查一次眼底；在增殖前期，1～2个月查一次眼底；在增殖期，2周至1个月查一次眼底。

72 患了糖尿病肾病会有哪些表现？

小便大量泡沫，晨起眼睑，颜面部浮肿，食欲减退，乏力，记忆力下降等。

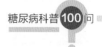

73　怎样才能在早期发现糖尿病肾病?

尿微量白蛋白测定是早期诊断糖尿病肾病的重要手段。其他检查项目如尿常规、尿微量白蛋白与肌酐比值、24小时尿白蛋白定量、肾功能等也应该定期检查,并注意测量血压、进行眼底相关检查。

74　糖尿病可引起哪些神经病变?

糖尿病神经病变以远端对称性多发性神经病变(DSPN)最具代表性:双侧远端对称性肢体疼痛、麻木、感觉异常等。也可以导致自主神经病变:可累及心血管、消化、泌尿生殖等系统,还可出现体温调节、泌汗异常及低血糖无法感知、瞳孔功能异常等。

75　什么是糖尿病足?

糖尿病患者踝关节以下的皮肤及其深层组织破坏,常合并感染和(或)下肢不同程度的动脉闭塞症,严重者累及肌肉和骨组织。糖尿病足是致残、致死的重要原因,治疗困难,对患者及其家庭、社会均造成沉重经济负担。

76　怎样预防糖尿病足的发生？

糖尿病足病强调"预防重于治疗"：每天检查双足，特别是脚趾间；有时需要有经验的他人来帮助检查；定期洗脚，用干布擦干，尤其要擦干脚趾间；洗脚时的水温要合适，低于 37 ℃；不宜用热水袋、电热器等物品直接保暖足部；避免赤足行走；避免自行修剪胼胝或用化学制剂来处理胼胝或趾甲；穿鞋前先检查鞋内是否有异物或异常；不穿过紧的或毛边的袜子或鞋；足部皮肤干燥可以使用油膏类护肤品；每天换袜子；不穿高过膝盖的袜子；水平地剪趾甲；由专业人员修除胼胝或过度角化的组织；一旦有问题，及时到专科医生处诊治。

77　糖尿病患者能怀孕吗？

可以。糖尿病患者应计划妊娠，建议糖尿病患者 HbA1c < 6.5% 时计划妊娠，孕前评价糖尿病控制状态及慢性并发症的情况，调整治疗方案。

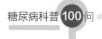78　糖尿病患者需要定期监测的项目有哪些？

除了定期监测血糖，还要注意体重、血压、血脂、HbA1c、尿白蛋白与肌酐比值变化、筛查眼底、神经病变、足背动脉搏动等。

79　空腹、餐后 2 小时采血时间应怎么计算？

空腹是指至少 8 小时没有热量摄入，餐后 2 小时应从吃第一口饭开始算时间。

80　为什么要监测餐后 2 小时血糖？

餐后血糖不仅指示着血糖控制的好坏，而且其数值升高也是心脑血管疾病发生的征兆，有数据显示，糖尿病患者患上心血管疾病的可能性是普通人的 2～4 倍，并且那些患有糖尿病的人死于心血管疾病的危险是非糖尿病患者的 3 倍；大规模研究还发现，随着餐后血糖的增高，冠心病发生率和致死性冠心病发生率逐渐增高，糖尿病微量蛋白尿和糖尿病视网膜病变的发生率也随之增加，其还会影响到认知功能，降低大脑对信息的处理能力，降低记忆力和注意力；

餐后高血糖还可以导致情绪的改变，使人感到精力不足、抑郁等。

❓ 81 空腹采血需要注意什么？

空腹采血指的是前一天吃完晚餐后开始禁食到第二天早上吃早餐前进行的采血，一般要求禁食 8 小时以上，即使是在白天 8 小时没进食那也不算空腹。最好是在上午 6 点到 9 点之间这个时间段，因为要避免进食和白天生理活动对检查结果的影响，而且每次都要在固定的时间采血这样方便做比较。要注意抽血前不宜长时间空腹（以 8～10 小时为宜），空腹时间太长可能会使一部分测定值大大降低，也有少数患者血糖值可能偏高，后者多半是由于低血糖后血糖反跳性升高所致，因此，无法反映患者空腹血糖的真实情况。抽血当天早上和前一天晚上可以喝少量的白开水但不要超过 200 mL；抽血前一天晚上不要吃过于油腻或者蛋白含量高的食物；不要熬夜；抽血前不宜做剧烈的运动，剧烈运动可能会导致各种血液指标浓度发生改变，影响检验结果。

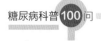

?》82 血糖测定的方法有哪些?

目前临床上血糖监测方法包括患者利用血糖仪进行的自我血糖监测（SMBG）、动态血糖监测（CGM）、反映2～3周平均血糖水平的糖化血清白蛋白（GA）和2～3个月平均血糖水平的 HbA1c 的测定。

?》83 怎样使快速血糖仪检测结果准确?

测血糖时所需的试纸要和血糖仪相匹配，如果血糖仪和血糖试纸不匹配就容易导致血糖值不准，甚至无法测量；注意试纸有效期，试纸取出后，应立即将试纸瓶盖盖严，手指不可触及血糖试纸测试区。

血糖仪正常工作的温度是 10～40℃，湿度是 20%～80%。环境温度过低或者过高都会影响血糖值的准确性。

注意保持血糖仪的清洁，可使用一次性消毒湿巾或者干净软布蘸取少量水擦拭并晾干。灰尘、血迹、水果汁等污染血糖仪可能影响测得的血糖值。

选择末梢循环好、皮肤薄的指尖，常用采血部位为中指或无名指的指腹两侧，因其血管丰富而神经末梢分布较少，不仅不痛而且出血充分。为了使采血部位有足够的吸血量，确保一次采血成功，尤其在寒冷的冬季，采血前可先将上臂下垂10～15秒，或者用温水清洗、浸泡双手，使指尖充血。消毒时用酒精，待酒精完全干燥后，方可采血，不要用碘酒或者碘伏消毒，碘具有氧化作用，残留在皮肤上易与葡萄糖氧化酶发生反应，导致测试结果偏高。穿刺皮肤后勿过度用力挤压，以免组织液混入血样影响血糖结果；应从手指的近端向远端轻轻挤压，血液自然流出后滴入或虹吸到试纸上的指定区域即可。

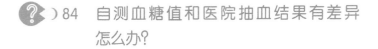 84　自测血糖值和医院抽血结果有差异怎么办？

　　一些患者发现自己在家用血糖仪测的血糖值与在医院测的血糖值有差别，这是有原因的。血糖仪测的是指血血糖，而医院测的是静脉血血糖，二者在测量结果上有一定差异。血液中的葡萄糖是通过动脉→毛细血管→静脉流动的，在到达静脉之前，身体的组织会利用一些血糖，血糖水平逐渐降低，其结果就是静脉血血糖比毛细血管血血糖要低一些，尤其是餐后2小时血糖更是如此，我们把这称为因素一。与

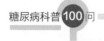

此同时，指血血糖利用的是毛细血管中的全血细胞，而静脉血血糖中检测利用的是分离后的血浆，不含血细胞等组织，测量过程中由于血细胞的稀释作用会导致指血血糖比静脉血血糖稍低，我们把这称为因素二。因素一会让指血血糖比静脉血血糖高些，因素二却会让指血血糖比静脉血血糖低些，两者之间的相互抵消会让测量结果差别不大。如果静脉血血糖的测试范围低于5.6mmol/L，血糖仪的允许误差是 ±0.83mmol/L，血糖仪测试值在这个范围，就说明血糖仪是正常的。如果静脉血血糖的测试范围为≥5.6mmol/L，血糖仪的允许误差为≤ ±15%，血糖仪测试值在这个范围，就说明血糖仪是正常的。

？ 85 家用血糖仪和生化结果如何对比？

正确的对比方法是把仪器带到医院同时做对比，先扎手指血后，立即抽静脉血。这样既可避免因疼痛刺激，造成末梢血糖应激性增高，又保证了检测时间上的一致。

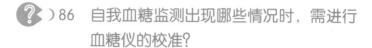

86 自我血糖监测出现哪些情况时，需进行血糖仪的校准？

新买的血糖仪、启用新的试纸及血糖仪更换电池后需要用随机所带的模拟液或质控液进行仪器校准，当监测结果与糖化或临床情况不符时，或怀疑血糖仪不准确时，应随时进行仪器校准。

87 测定 HbA1c 有什么意义？

HbA1c 由血糖与血红蛋白结合生成，与某一时间点的血糖水平不同，HbA1c 主要反映近三个月血糖整体控制水平，其正常上限不超过 6.0%，达到 6.5% 为诊断糖尿病的切入点，达到 7.0% 且生活方式干预无效，是启动药物降糖的转折点。HbA1c 是了解血糖控制是否达标的金标准，也是调整降糖方案的重要依据，糖尿病患者需每三个月复查一次，血糖控制平稳的患者可适当延长检查时间。

88 何谓动态血糖监测？

所谓动态血糖监测是指通过葡萄糖感应器监测皮下组织间液的葡萄糖浓度而间接获知血糖水平的监测

技术，其可以提供连续、全面、可靠的血糖信息，了解血糖波动趋势，发现不易被传统监测方法所监测到的高血糖和低血糖。

需要说明的是，动态血糖仪不同于传统的血糖仪，它测的实际上不是血液中的葡萄糖，而是人体皮下组织间液的葡萄糖浓度，后者与前者具有显著的正相关，可以间接反映血糖水平（图10）。

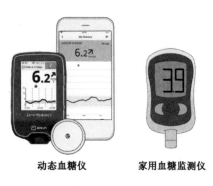

动态血糖仪　　　　　家用血糖监测仪

图10　动态血糖仪和家用血糖监测仪

89　动态血糖监测有何意义？

了解传统血糖监测方法难以发现的餐后高血糖、夜间低血糖，明确空腹高血糖的原因；全面了解患者血糖波动性大小及血糖控制的质量；发现与下列因素有关的血糖变化，如食物种类、运动类型、药物品种、精神因素、生活方式等等；帮助患者制订个体化的控糖方案；提供一种非常直观的可视化的教育手段，提高患者治疗依从性。

90 TIR 是什么意思？

TIR 是时下评价控糖状况的新指标，是指 24 小时内葡萄糖在目标范围内（通常为 3.9～10.0 mmol/L，或为 3.9～7.8 mmol/L）的时间（一般用 min 表示）。它能够非常直观地反映血糖波动的情况。对于大多数 1 型、2 型糖尿病患者而言，TIR（3.9～10.0 mmol/L）目标为 > 70%。TIR 的时间越长，表示血糖波动越平稳；TIR 时间越短，糖尿病患者微量白蛋白尿、视网膜病变发生率越高，糖尿病危重症患者死亡风险越大。

91 什么是"黎明现象"？

"黎明现象"是指糖尿病患者在夜间血糖控制良好，且无低血糖的情况下，于黎明时分（4：00—8：00）出现高血糖或胰岛素需求量增加的情况。

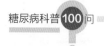 92 何为"苏木杰现象"？

"苏木杰现象"是指糖尿病患者在夜间出现低血糖后清晨出现继发性高血糖的现象。

93 空腹血糖高，先测血糖还是先调药？

当出现清晨高血糖时，要先测夜间血糖，区分"苏木杰现象"和"黎明现象"。夜间血糖低为"苏木杰现象"，应减少药物（包括胰岛素）剂量；"黎明现象"夜间血糖正常，清晨血糖高，应增加药物（包括胰岛素）剂量。所以出现空腹高血糖不要盲目增加药量，一定要咨询医生。

94 口服葡萄糖耐量试验有何作用？

口服葡萄糖耐量试验又称为糖耐量试验诊断检查（OGTT）。长期以来，作为公认的诊断糖尿病的金标准为世界各国所采用。正常人服用一定量葡萄糖后，血糖浓度暂时性升高，但2小时内血糖浓度又可恢复至正常水平，而糖代谢异常的患者在服用葡萄糖后会出现不同时段、不同程度的血糖升高。临床上主要用于诊断糖尿病和糖调节异常，也可用于胰岛素和C肽释放试验，了解胰岛 β 细胞功能。

?) 95　胰岛素释放试验和 C 肽释放试验意义何在？

　　胰岛素释放试验和 C 肽释放试验的目的是评估体内胰岛 β 细胞分泌胰岛素的能力，了解 β 细胞的储备功能，有助于糖尿病的分型及指导治疗。C 肽释放试验还有助于鉴别低血糖发生的原因。

?) 96　如何判定胰岛素释放试验、C 肽释放试验结果？

　　正常空腹基础血浆胰岛素为 5～20 mU/L，空腹 C 肽值为 0.3～1.3 nmol/L（正常值因实验室不同而异），峰值出现在餐后 30～60 分钟，胰岛素值可为基础值的 5～10 倍，C 肽值为基础值的 5～6 倍，3～4 小时后逐渐降至基础水平。

?) 97　监测血糖需要停用降糖药吗？

　　有些患者认为停药后的血糖才是真实情况，为此，会在测血糖的日子停止用药。实际上，监测血糖的目

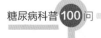
的是检查药物对糖尿病的控制疗效，如果停药后再测血糖，这样得出的检测结果既不能准确反映病情，还会造成血糖波动及加重病情。所以，除了空腹血糖测定当天早上不要服药外，其他时间都要坚持正常用药。

98 得了 2 型糖尿病不控制能活多久？

糖尿病对寿命的影响并没有明确的说法，它主要由个人的身体状况所决定，如果在发生 2 型糖尿病后没有采取措施控制血糖，在 5 年内发生相关并发症的概率就会大大增高，而这些并发症对患者寿命势必会有影响，甚至会让一些患者直接丧失性命；但在发生 2 型糖尿病后如果采取相关措施控制住血糖，就能较好地避免身体其他器官受到影响，这样可能二三十年后都不会发生并发症。所以在发生 2 型糖尿病后如果没有控制对患者寿命的影响是不明确的。但也因此，患者在患上 2 型糖尿病后是需要采取措施进行控制的，如果没有及时控制会让血糖上升进而对机体组织器官造成损害，危害患者的生命健康。

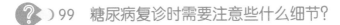

99 糖尿病复诊时需要注意些什么细节？

第一，糖尿病患者到医院复诊时需要带上用药记录或者所服药物的药盒；自行监测血糖的日常数据记录；近期的检查结果，包括肝肾功能、血糖、血脂、尿酸等，避免再次化验耽误复诊时间。

第二，主动告知医生最近身体情况，如感冒或者皮肤无故瘙痒，先前在服药物的反应等。

100 旅游期间打胰岛素太麻烦，可以停用换口服降糖药吗？

糖尿病患者在旅行过程中，每天的运动量和饮食肯定和家里不同，不可避免地会增加血糖的波动，如低血糖的发生率会增加。低血糖会促使心脑血管事件发生，还会造成摔倒等外伤后的骨折；而高血糖可能会导致酮症酸中毒等急性并发症。因此，正在接受胰岛素治疗的糖尿病患者，旅行时千万不要随便停用胰岛素治疗。如果实在不想注射胰岛素，也需要提前听取医生的意见和建议。外出旅行前，要准备充足的药物和食物，最好将胰岛素放在不同的旅行包里，

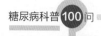

避免行李丢失导致停止胰岛素治疗。在外出旅行时，一旦出现生病等情况，更不能随意停止胰岛素治疗，需要监测血糖，大量饮水，必要时迅速到当地医院就诊。

参考文献

【1】《缓解 2 型糖尿病中国专家共识》编写专家委员会 . 缓解 2 型糖尿病中国专家共识 [J]. 中国全科医学，2021，24（32）：12.

【2】纪立农，郭晓惠，黄金，等 . 中国糖尿病药物注射技术指南（2016 年版）[J]. 中华糖尿病杂志，2017（2）：79-105.

【3】李巍巍 . 中国血糖监测临床应用指南（2015 年版）[J]. 解放军医药杂志，2015，27（11）：1.

【4】尤黎明，吴瑛 . 内科护理学 .6 版 . 北京：人民卫生出版社，2017.

【5】中国内分泌相关专家小组 . 2 型糖尿病患者体重管理专家共识 [J]. 国际内分泌代谢杂志，2022，42（1）：78-89.

【6】中国女医师协会 . 糖尿病高危人群筛查及干预专家共识 [J]. 中华健康管理学杂志，2022，16（1）：7-14.

【7】中国医师协会内分泌代谢科医师分会 . 糖尿病分型诊断中国专家共识 [J]. 中华糖尿病杂志，2022，14（2）：120-139.

【8】中华医学会糖尿病学分会 . 国家基层糖尿病防治管

理指南（2022）[J]. 中华内科杂志，2022，61（3）：249-262.

【9】中华医学会糖尿病学分会 . 中国持续葡萄糖监测临床应用指南（2017 年版）[J]. 中华糖尿病杂志，2017，9（11）：667-675.

【10】中华医学会糖尿病学分会 . 中国糖尿病足防治指南（2019 版）[J]. 中华糖尿病杂志，2019，11（6）：387-397.

【11】中华医学会糖尿病学分会 . 中国 2 型糖尿病防治指南（2020 年版）[J]. 中华糖尿病杂志，2021，13（4）：95.